Docteur LEREDDE

La Question des Affections parasyphilitiques en 1912.

L'Action du Salvarsan dans le Tabes dorsal.

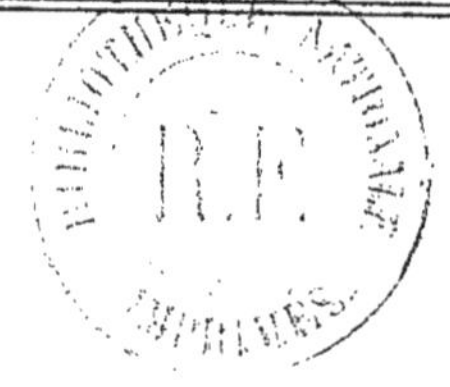

Communication faite au VIIe Congrès international de Dermatologie et de Syphiligraphie de Rome, Avril 1912.

La Question
des
Affections parasyphilitiques
en 1912.

L'action du Salvarsan dans le Tabes dorsal.

Dr LEREDDE

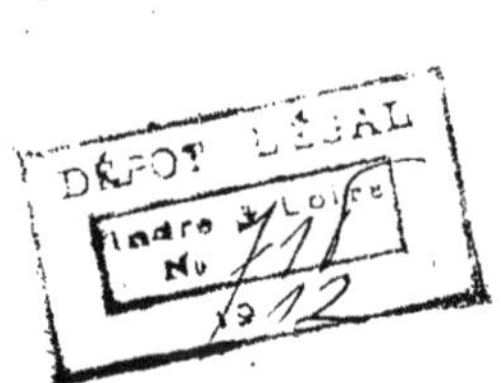

La Question des Affections parasyphilitiques en 1912.

L'action du Salvarsan dans le Tabes dorsal.

PARIS
A. MALOINE, ÉDITEUR
25-27, RUE DE L'ÉCOLE-DE-MÉDECINE, 25-27

1912

La Question des affections parasyphilitiques en 1912.

L'action du Salvarsan dans le Tabes dorsal

Par le Dr LEREDDE

(Communication *au VIIe Congrès international de dermatologie et de syphiligraphie, Rome, avril* 1912.)

Je voudrais attirer l'attention des membres du Congrès, non sur l'importance de ma communication, mais sur celle du sujet auquel elle est consacrée. Les progrès de la médecine appliquée permettront-ils, dans un avenir rapproché, de réduire le nombre de syphilitiques, par stérilisation de l'infection à son début ? On doit l'espérer ; mais il existera toujours des malades négligents, des médecins mal informés. Un grand nombre de syphilitiques restent et resteront exposés à toutes les conséquences de leur maladie. Or ces syphilitiques sont curables, entièrement curables, dans des formes qu'on a considérées comme étant au-dessus des ressources de l'art. Le dogme de l'incurabilité du tabes et de la paralysie générale, admis et maintenu par les maîtres de la neurologie, et même par le plus grand nombre des syphiligraphes, empêche les médecins de soigner les malades d'une manière réelle, c'est-à-dire énergique et prolongée, et par les moyens nécessaires; il les empêche même de les soigner d'une manière précoce.

Depuis la découverte du Salvarsan, la curabilité — je ne dis pas la curabilité constante, mais la curabilité normale — des affections « parasyphilitiques », par les agents antisyphilitiques, n'est plus douteuse.

J'étudierai, dans les pages qui suivent, cette curabilité en ce qui concerne le tabes; je laisserai de côté la question de la paralysie générale, au sujet de laquelle je n'ai pas encore de documents personnels suffisants. Je crois que cette maladie est curable, comme le tabes, et par les mêmes moyens, mais la nécessité d'un traitement précoce est plus absolue.

I

LA QUESTION DES AFFECTIONS PARASYPHILITIQUES A L'HEURE PRÉSENTE

L'origine syphilitique du tabes est aujourd'hui établie. L'existence de « tabes », c'est-à-dire d'affections méningées, radiculaires et spinales, dont l'incoordination motrice est le terme naturel et qui ne seraient pas dues à la syphilis, reste à établir. La paralysie générale reconnaît la même origine que le tabes.

D'autre part, la nature syphilitique de ces affections est devenue indiscutable.

J'ai démontré, il y a dix ans, que le groupe des affections parasyphilitiques, d'origine et non de nature syphilitique, établi par A. Fournier en 1895, ne peut être maintenu sous sa forme primitive. Ce groupe n'est pas homogène. Il comprend : *a)* des affections banales, comme l'hystérie, la neurasthénie, qui surviennent à la période secondaire, au cours de la syphilis aussi bien qu'après une maladie infectieuse aiguë; *b*) des troubles du développement d'origine héréditaire, troubles dentaires, infantilisme, etc., analogues à ceux qu'on observe chez les enfants de tuberculeux ou d'alcooliques; *c*) *des syndromes anatomo-cliniques :* tabes, paralysie générale, leucoplasie.

Le groupe des affections parasyphilitiques n'a d'autre raison d'être qu'une raison didactique. Les travaux du Professeur Fournier ont attiré l'attention sur l'origine d'un grand nombre de maladies, dont les rapports avec la syphilis restaient ignorés d'un grand nombre de médecins, ils ont ainsi favorisé, dans une certaine mesure, la prophylaxie du tabes et de la paralysie générale. Mais ils n'ont pas élucidé le mécanisme réel de ces maladies et ils ont contribué à maintenir l'idée erronée de leur incurabilité par les agents antisyphilitiques.

Je ne veux pas reprendre une discussion qui s'est engagée il y a une dizaine d'années, à la suite des travaux dont je suis l'auteur, et que j'ai résumés dans un livre intitulé : *la Nature syphilitique et la Curabilité du Tabes et de la Paralysie générale* (1).

Les conclusions auxquelles elle a conduit ont été adoptées, dès l'origine, par plusieurs auteurs, en Italie (Simonelli), en Allemagne Fritz Lesser).

*
* *

Il est intéressant de remarquer qu'au moment même où l'on peut croire que le groupe des affections « parasyphilitiques » doit être transformé, où l'on doit en exclure les maladies les plus importantes qui y étaient comprises, certaines affections, dont les rapports avec la syphilis étaient autrefois ignorés, peuvent y prendre place jusqu'à nouvel ordre : je veux parler de la *pelade* et du *vitiligo*, dont l'origine syphilitique est certaine dans des cas nombreux et qui ne semblent pas être de nature syphilitique *directe*. Faut-il les rattacher à des troubles du système nerveux dont la syphilis pourrait être l'origine ainsi que d'autres affections ou de diverses intoxications? Nous n'en savons rien. Le mécanisme réel est ignoré. L'apparition, chez les individus atteints de syphilis, héréditaire ou acquise, est commune; le lien de cause à effet n'est pas douteux. La pelade peut être d'origine syphilitique, même dans des cas où la réaction du Wassermann est négative, si j'en juge par ce que j'ai observé récemment chez un homme, père d'un enfant atteint de méningite spécifique. Le séro-diagnostic était positif chez l'enfant, négatif chez le père, atteint d'une pelade étendue, ancienne, rebelle de la barbe.

(1) Paris, Doin, 1904.

Les principaux travaux que j'ai publiés sur ce sujet sont les suivants :

LERREDE, Guérison d'un cas de tabes par des injections de calomel. *Ann. de Derm. et de Syph.*, 1902.—Pathogénie des affections dites parasyphilitiques. *Bull. Soc., Derm.*, 1902. — Les progrès à réaliser dans le traitement mercuriel des accidents graves de la syphilis. *Semaine médicale*, avril 1902. — La question de la parasyphilis. *Progrès médical*, 1902, et *Revue pratique des maladies cutanées, syphilitiques et vénériennes*, 1902, 1903, 1904.

II

NATURE SYPHILITIQUE DU TABES

La démonstration *directe* de la nature microbienne du tabes ne peut être encore donnée. Le spirochète n'a pu être mis en évidence dans les lésions qui le déterminent, non plus que dans celles de la paralysie générale ; il ne l'a pas été non plus dans l'immense majorité des cas les plus certains, les plus classiques de la syphilis cérébro-spinale. Mais les preuves *indirectes* abondent, à ce point qu'il faut recourir à des sophismes pour maintenir aujourd'hui le tabes en dehors du cadre de la syphilis. Comme toute affection, syphilitique ou non, du système nerveux, le tabes s'accompagne de lésions dégénératives, ascendantes ou descendantes, de l'axe spinal. On a essayé de limiter le sens du terme, de réduire le tabes à ces lésions dégénératives, de l'isoler de la méningite qui le précède. Mais cette méningite, qui précède et engendre les lésions radiculaires et dégénératives, persiste au moment où celles-ci se produisent et se révèlent cliniquement, par exemple par l'incoordination motrice; les symptômes radiculaires, par exemple les douleurs fulgurantes, accompagnent celle-ci après l'avoir précédée en général. Comme nous le verrons bientôt, dans les cas où la méningite, sous l'action du traitement antisyphilitique, s'atténue ou disparaît, des symptômes qui semblent liés à des dégénérescences, l'ataxie même, s'atténuent, disparaissent dans des cas plus rares. Séparer la cause anatomique de l'effet, isoler la méningite déterminante des lésions nerveuses déterminées, c'est faire œuvre artificielle, sans autres résultats que de maintenir une erreur évidente et pour échapper à l'obligation où nous sommes, aujourd'hui, de reconnaître, purement et simplement, la nature syphilitique du tabes et l'erreur des neurologistes et des syphiligraphes éminents qui l'ont méconnue.

La méningite tabétique, comme celle de la paralysie générale, comme celle qui accompagne la syphilis nerveuse, à la période tertiaire, se rattache directement à la méningite secondaire initiale, à l'infection méningée. Celle-ci est, peut-être, constante au début de l'infection syphilitique. La lymphocytose céphalo-rachidienne existe chez 65 p. 100 des syphilitiques aux premiers mois de la syphilis secondaire. Bien plus, nous savons maintenant que l'action d'un agent antisyphilitique, tel que le salvarsan, amène parfois, à la période secondaire, l'apparition d'une lymphocytose, dans des cas où celle-ci n'existait pas avant le traitement (Ravaut, Lévy-Bing). Ce fait démontre l'existence d'une infection méningée latente, encore plus commune qu'on ne le pensait autrefois. L'infection méningée persiste dans un nombre de cas considérable; les méninges représentent, à n'en pas douter, un des lieux d'habitation communs, un des refuges du spirochète. Le traitement, grâce auquel les lésions de la peau, des muqueuses disparaissent rapidement, stérilise au contraire avec une extrême difficulté la surface des centres nerveux. *Sous toutes ses formes, la syphilis du système nerveux est rebelle. Dans toutes ses formes, elle tend à la récidive.*

La réaction de Wassermann n'est pas positive chez tous les tabétiques; *mais elle l'est chez tous les tabétiques non traités.* Elle était positive chez tous ceux que j'ai observés depuis dix-huit mois, réserve faite pour trois malades soumis, depuis de longues années, au traitement mercuriel, de la manière la plus continue et sous les formes les plus énergiques.

L'intensité de la séro-réaction n'est pas, du reste, la même chez tous les malades atteints de tabes. Chez les tabétiques non traités, elle peut être faible. Il s'agit habituellement de formes à évolution lente, bénignes et beaucoup plus facilement curables que les autres, d'après les observations que je possède.

L'existence de la réaction de Wassermann chez les malades, son atténuation sous l'influence du traitement, accompagnant, comme nous le verrons, l'atténuation clinique, fourniraient des arguments en faveur de la nature syphilitique du tabes, s'il en était encore besoin, et si nous pouvions interpréter cette maladie par un mécanisme tel que celui de la « parasyphilis », ou tout autre.

* * *

En résumé, le tabes représente simplement une convention nosologique nécessaire aux besoins de l'étude — non une maladie propre, autonome, indépendante, ayant une étiologie propre, des symptômes spécifiques — une forme de syphilis du système nerveux reliée par tous les intermédiaires aux formes classiques. Reconnaître qu'un malade est atteint de tabes, c'est, comme l'a démontré le Professeur Fournier, reconnaître qu'il est syphilitique. Chez tout tabétique, on pourra observer des symptômes que peut déterminer la syphilis cérébro-spinale, dans ses formes vulgaires, l'hémiplégie, par exemple. Parmi les symptômes de la période préataxique, du tabes « naissant », du tabes *incipiens*, quelques-uns, comme le signe d'Argyll-Robertson, les paralysies oculo-motrices, n'appartiennent pas au tabes « dorsal » : ils sont, comme la névrite optique atrophique, à cette période, ou plus tard, une expression, une conséquence de la méningite syphilitique.

Il est devenu impossible de donner une définition clinique du tabes, si l'on en juge par la discussion qui a eu lieu à la Société de neurologie en décembre 1911.

Avec Nageotte, je pense que le tabes ne peut être défini que par l'anatomie pathologique et par l'étiologie et je dirai avec lui « que le tabes est formé d'une série de symptômes réunis entre eux par un certain lien. Lorsqu'il s'agit de préciser ce qu'est ce lien, les hésitations commencent. Il est facile de voir que la série tabétique est reliée par des affinités étroites à d'autres groupes symptomatiques et les limites précises entre toutes ces affections, parentes, mais différentes, n'apparaissent pas clairement (1) ».

Ce qui unit ces affections, c'est la méningite syphilitique ; c'est parce qu'elle existe à l'origine qu'elles ont des symptômes communs ; toutes les formes de transition, tous les faits de passage existent. Aucune ne constitue un cadre fermé, une affection ayant une étiologie propre et une symptomatologie complètement originale.

(1) NAGEOTTE, *Discussion de la Société de Neurologie*, décembre 1911.

III

CURABILITÉ DU TABES PAR LES AGENTS ANTISYPHILITIQUES

EXPOSÉ DU PROBLÈME

La question de la curabilité du tabes par le mercure a fait l'objet de discussions interminables. Aujourd'hui, tels auteurs affirment encore l'efficacité du traitement mercuriel, tandis que d'autres le déclarent inutile, et certains dangereux.

Le problème paraît des plus simples. Il est, en réalité, des plus difficiles à résoudre. Dans la plupart des maladies, le problème de la curabilité par les moyens thérapeutiques l'est également. Si le tabes était la seule maladie dont la curabilité par telle ou telle méthode soit d'une démonstration pénible, la thérapeutique médicale n'offrirait pas les incertitudes extraordinaires qu'on y rencontre à chaque instant.

Les différences d'interprétation, au sujet de l'action du traitement mercuriel dans le tabes, sont dues en premier lieu aux conceptions pathogéniques qui dominent l'esprit d'un grand nombre d'observateurs. D'autre part, aucun fait ne s'impose directement à l'observateur, tout fait peut être compris de deux manières par deux cliniciens et autrement par un troisième. Elles sont dues enfin à l'attention insuffisante qu'ont toujours apportée les neurologistes et les syphiligraphes eux-mêmes aux questions de technique thérapeutique, qui ont une importance dominante. De nombreux auteurs tirent, il faut le dire franchement, des conclusions, dans un sens ou un autre, de faits qui n'en permettent aucune, de malades *mal soignés*.

Il est évident d'abord qu'un grand nombre de tabétiques ne sont pas soignés pendant un temps assez long. Les résultats que l'on observe, deux ou trois mois après un traitement, favorables ou non, sont à peu près sans valeur.

*
* *

Le tabes comprend des formes bénignes et des formes graves. Les partisans du traitement antisyphilitique pourront attribuer à l'action thérapeutique des résultats obtenus dans des formes bénignes, et une amélioration qui serait survenue en dehors de toute intervention. Même dans ses formes sévères, le tabes est sujet à des rémissions, des arrêts spontanés ; on peut observer des poussées qui surviennent sans cause, ou à la suite de surmenage, ou d'une maladie infectieuse intercurrente. Il existe des tabes graves, dont la progression est d'abord rapide, puis devient lente, et des tabes, bénins à l'origine, qui deviennent graves, non seulement par leurs symptômes, mais par leurs progrès rapides. On peut, chez tout tabétique, attribuer, à tort, l'arrêt de la maladie aux moyens thérapeutiques employés, mais c'est aussi une erreur dont on peut accuser souvent les adversaires du traitement antisyphilitique, que de lui attribuer toutes les poussées, tous les accidents nouveaux qui surviendront chez les malades qui y ont été soumis.

Parfois l'action du traitement antisyphilitique est manifeste, et c'est une des raisons pour lesquelles quelques médecins ont parlé de « pseudo-tabes » comme ils ont parlé de « pseudo-paralysie générale » dans les cas de paralysie générale qui cèdent au traitement mercuriel.

Le « pseudo-tabes », la « pseudo-paralysie générale », chez les syphilitiques n'ont aucune existence propre : ce sont des entités morbides créées dans le cabinet de travail et à la lumière de la lampe. Elles correspondent à des formes de transition reliant les formes banales de la syphilis, cérébrale ou spinale, au tabes, à la paralysie générale dans leurs formes typiques. L'existence, dont personne ne peut douter, de cas dans lesquels on observe des symptômes nets de ces dernières affections, et qui cèdent au traitement antisyphilitique, fournit elle-même un argument de premier ordre en faveur de la curabilité du tabes vrai, de la paralysie générale vraie. Le nombre des malades curables croîtrait régulièrement, si le médecin abandonnait des dogmes surannés, s'il avait foi dans l'action des agents antisyphilitiques, et les maniait au moment, aux doses et avec la persévérance nécessaires.

L'interprétation des cas de guérison par une erreur de diagnostic, par l'existence d'un « pseudo-tabes » dans des cas où on a cru au « tabes vrai », est maintenant moins commune qu'elle ne l'était il y a une dizaine d'années. La plupart des auteurs ne classent pas encore franchement le tabes, la paralysie générale dans la syphilis spinale ou cérébrale. Mais, peu à peu, de concession en concession, on les voit plus disposés à en accepter la nature syphilitique...

*
* *

Que veut dire le terme : guérison du tabes? Ce terme même peut prêter à discussion : il importe de s'expliquer à son sujet.

Le tabes constitue une affection dans laquelle certains symptômes s'ajoutent, un à un, aux symptômes initiaux : suppression des réflexes, douleurs, analgésie des organes profonds, pour compléter le tableau morbide. Chez tout malade, quelques symptômes pourront être incurables, à moins que l'affection soit tout à fait à son début. Un tabétique guéri, *comme un tuberculeux pulmonaire guéri*, peut conserver certains accidents. Il en est de même dans toutes les affections syphilitiques du système nerveux, sans exception. Comme M. Fournier l'a fort bien montré dans son livre sur l'*Ataxie d'origine syphilitique*, une lésion scléreuse ancienne, une cicatrice, une dégénérescence, ascendante ou descendante, constituent des faits acquis sur lesquels il n'y a pas, malheureusement, à revenir. Les symptômes, qui en sont la conséquence, sont des symptômes définitifs, à moins qu'il ne se produise des suppléances. *A priori*, ces symptômes ne céderont pas aux agents antisyphilitiques.

On ne saurait demander *a priori* à un traitement « spécifique », dirigé contre la cause même du tabes, de guérir les symptômes anciens, mais uniquement les plus récents. Or, le médecin soigne souvent des tabétiques chez lesquels il n'y a pas de symptômes récents, au sens étroit du mot. Nous verrons, dans les derniers chapitres de cette étude, qu'il est même surprenant de constater à quel point, avec quelle fréquence, avec quelle netteté, le salvarsan atténue des symptômes déjà anciens, et que l'on pourrait croire dus à des dégénérescences définitives, par exemple les phénomènes d'incoordination, l'ataxie même.

Ce qu'on doit demander au traitement, c'est l'arrêt de l'évolution. Est-ce à dire qu'il l'amènera dans tous les cas? et la notion de la curabilité du tabes implique-t-elle la curabilité constante? On nous dit aujourd'hui qu'il existe des infections syphilitiques rebelles aux moyens les plus énergiques (Milian, Sicard). Qu'il faille accuser la présence de spirochètes dans les régions du système nerveux difficilement accessibles à nos agents thérapeutiques, l'existence de races microbiennes réfractaires à l'un ou à l'autre de ceux-ci, le fait se rencontrerait en particulier dans des cas de syphilis héréditaire ou de syphilis ancienne et surtout quand l'axe cérébro-spinal est intéressé.

Je ne crois pas à l'existence fréquente de ces infections rebelles en dehors peut-être de la paralysie générale avancée : elles s'expliquent, à mon avis, par des traitements insuffisants.

Mais, s'il était exact que tous les cas de tabes ne soient pas curables par les agents antisyphilitiques, devrions-nous conclure qu'il ne faut pas les employer chez les tabétiques? En aucune manière! Ces agents devraient être employés dans tous les cas, puisque seule l'expérience, et l'expérience, prolongée et sévère, peut révéler les formes incurables. La fréquence de celles-ci diminue dans la mesure où le traitement devient plus énergique, où nous agissons par des moyens plus puissants que ceux que nous connaissions autrefois, où notre confiance dans l'efficacité de l'action médicale devient plus grande.

Si l'on en juge par la statistique que je publie à la fin de ce travail, les cas incurables seraient des plus rares. Et je ne serais pas surpris de voir, dans quelques années, admise de toutes parts, la curabilité *constante* d'une affection que les maîtres de la neurologie et de la syphiligraphie ont proclamée incurable — parce qu'ils n'ont pas voulu abandonner des hypothèses auxquelles ils avaient conféré une valeur scientifique — parce que le traitement de la syphilis leur a semblé avoir atteint une forme définitive, alors qu'il est susceptible de progrès incessants, comme nous le voyons aujourd'hui, — parce qu'ils ont donné à leurs opinions une valeur absolue, alors qu'elles avaient une valeur provisoire.

*
* *

La fréquence de la guérison ou de la non-guérison dépend, en effet, de la manière la plus nette, de la technique du traitement. Il est rare de rencontrer des tabétiques qui aient été soignés d'une manière absolument correcte, active et, en France, les neurologistes les plus révolutionnaires, ceux qui croient le plus sincèrement à la nature syphilitique de la maladie, emploient encore le mercure, dans la plupart des cas, à des doses inférieures de moitié à celles qui seraient nécessaires. Par crainte des dangers de cet agent thérapeutique, par ignorance de l'importance qu'on doit attribuer à la quantité absorbée dans l'unité de temps, et, j'ajoute, par manque de confiance dans les résultats du traitement, les médecins manient encore le mercure à doses quelconques, presque toujours faibles, et sous des formes surannées. Or il est évident que le tabes représente une forme de syphilis essentiellement rebelle.

Les recherches que j'ai faites sur la question des doses de mercure, comme sur la nature et la curabilité du tabes, se sont heurtées pendant dix ans à des opinions établies, à des erreurs acceptées par tous. Je le regrette, plus pour les malades que pour moi-même.

Le mercure n'est pas dangereux chez les tabétiques. Je n'ai jamais observé, pour ma part, d'accidents sérieux, qu'on puisse lui attribuer, en dehors de phénomènes passagers dus à la réaction de

Herxheimer : je l'ai manié cependant aux doses les plus fortes. Il peut produire, sous forme intensive, à une dose supérieure à 0 gr. 02 par jour, des accidents légers d'intoxication, qui disparaîtront en diminuant les doses. Il est exact, comme l'a dit le Dr Maurice Faure, qu'on ne peut soumettre indéfiniment les syphilitiques atteints de tabes à des séries d'injections à doses intensives. Contrairement au sel d'Ehrlich, le mercure est toxique aux doses thérapeutiques ; son action se prolonge sur l'organisme ; il s'accumule à la longue si on le manie à doses fortes. Chez des malades assez nombreux, l'intolérance s'établit assez rapidement.

Il existe des tabétiques qui ne guérissent pas, c'est-à-dire chez lesquels l'évolution ne s'arrête pas, parce que le médecin emploie le mercure pendant un temps trop court ; ou bien parce que le médecin emploie le mercure à doses faibles. Il en existe qui ne guérissent pas, parce qu'on ne peut manier assez longtemps le mercure aux doses élevées. Il en existe peut-être qui ne guérissent pas parce que le mercure ne peut détruire tous les parasites, faire disparaître toutes les lésions nerveuses actives. On sait qu'il existe même des formes de la syphilis cutanée rebelles au mercure. Mais les progrès que la découverte d'Ehrlich a permis de réaliser dans le traitement de la syphilis, dans ses formes communes, peuvent être réalisés aujourd'hui dans le traitement de la syphilis nerveuse, et même dans ses formes réputées incurables.

Malheureusement, l'erreur de méthode qui a été commise par les médecins en traitant le tabes par le mercure, *à doses quelconques*, s'est renouvelée à l'occasion du traitement par le Salvarsan et dans des conditions absolument identiques. Comme le mercure, le Salvarsan a été accusé d'être dangereux chez les tabétiques. Comme le mercure, on l'a employé à doses faibles. Suivant la technique adoptée à l'origine, on a souvent fait une ou deux injections seulement. Les améliorations dues au Salvarsan à doses faibles, comme au mercure à doses faibles, ou à l'injection unique, étant des plus inconstantes, un grand nombre d'auteurs, influencés par les dogmes anciens, ont nié l'action du Salvarsan.

Je n'ai jamais observé que le Salvarsan à doses normales fût dangereux chez les tabétiques, quand on a commencé par des doses faibles (1).

(1) Ehrlich a mentionné le tabes parmi les affections syphilitiques dans lesquelles le Salvarsan est contre-indiqué. Cette contre-indication existe seulement pour les malades arrivés à la période cachectique, ou qui présentent des lésions viscérales importantes, en particulier cardio-vasculaires, et je crois que tel est aujourd'hui l'avis du maître de Francfort.

Le danger du Salvarsan dans les affections du système nerveux est dû à la réaction inflammatoire des lésions syphilitiques sous son influence. Cette

Comme le mercure, le Salvarsan doit être manié chez les tabétiques aux doses qui conviennent au traitement des syphilis rebelles. Seuls, les travaux des auteurs qui l'ont employé à ces doses permettent de juger son efficacité. Toutes choses égales d'ailleurs, le résultat du traitement chez tous les tabétiques dépend de la technique employée. Quand cette technique est correcte, les résultats sont indéniables. *Le tabes est curable par le Salvarsan manié à doses suffisantes ; cette curabilité, comme la curabilité par le mercure, mieux que celle-ci, démontre la nature syphilitique de la maladie.*

réaction peut être évitée en commençant le traitement par des doses peu élevées, en augmentant celles-ci d'une manière progressive, en ne les augmentant pas tant que l'injection produit des phénomènes tels que la céphalée ou des douleurs rachidiennes, ou des réactions thermiques assez fortes.

IV

TRAITEMENT DU TABES PAR LE SALVARSAN

Un grand nombre d'auteurs ont exprimé, depuis 1910, leur opinion sur les résultats que donne l'emploi du Salvarsan dans le traitement du tabes dorsal. La plupart ont exposé des conclusions tirées de leur pratique personnelle, sans publier leurs observations, ou reproduit simplement les conclusions d'autres auteurs. Le nombre des travaux *documentés*, c'est-à-dire que l'on peut critiquer, est encore peu élevé. Les observations que l'on trouve dans ceux-ci portent en général sur des malades traités pendant un temps très court. Et souvent, le traitement a été fait à doses tout à fait insuffisantes. Pendant la première année qui a suivi la découverte d'Ehrlich, de nombreux médecins sont restés fidèles à l'injection unique. D'autre part, la crainte des accidents, surtout à la suite des injections intra-veineuses, les a empêchés de faire celles-ci à la dose de 0 gr. 01 par kilogramme, *dose normale*, dose nécessaire pour tuer en série le spirochète dans les lésions syphilitiques du lapin.

Voici par exemple en 1910 un travail du Dr Pick : Tabes und Syphilis : *Mitth. der Gesellschaft fur innere Medicin in Wien*, qui a soumis 12 tabétiques à *une* injection de Salvarsan (la dose n'est pas indiquée). En général, l'auteur n'a observé aucun résultat ; parfois il y a amélioration, mais dans d'autres cas, il y a aggravation. Et l'auteur conclut que le 606 ne peut guère servir qu'à la prophylaxie du tabes !

Voici un travail, plus surprenant parce qu'il est plus récent, très consciencieux du-reste, dû au Dr Klieneberger (Erfahrungen uber Salvarsanbehandlung Syph. und Metasyph. Erkrankungen des Nervensystems. *Berl. Klin. Woch.*, 4 mars 1912).

L'auteur n'indique pas avec précision la méthode qu'il a employée chez les 16 tabétiques qu'il a soignés. Mais 87 malades, dont ces tabétiques font partie, ayant reçu 194 injections dont 21 seulement intra-musculaires aux doses de o gr. 20, o gr. 50, o gr. 90, et 173 intra-veineuses, en général à o gr. 30, *quelquefois seulement* à o gr. 35 ou o gr. 40, on se rend compte que les tabétiques observés par lui ont dû recevoir au plus deux ou trois injections intra-veineuses à o gr. 30 ou o gr. 35 (de même que 31 paralytiques généraux, chez lesquels les résultats furent peu favorables, dit l'auteur).

Klieneberger signale des améliorations symptomatiques chez les tabétiques, à la suite des injections de Salvarsan : atténuation des douleurs, des paresthésies, des crises gastriques même, et de légers troubles vésicaux. Mais ces améliorations sont, dit-il, *passagères*. Du reste, il s'agit de troubles « subjectifs » ; ne peut-on simplement attribuer l'amélioration à l'action suggestive du Salvarsan ? A la rigueur, on peut faire intervenir l'action de celui-ci sur les lésions syphilitiques associées au tabes, méningite, lésions périradiculaires. L'auteur conclut que les résultats donnés par le Salvarsan chez les tabétiques sont *les mêmes* que ceux qu'on obtient par toute médication, ou qui peuvent survenir spontanément !

Pas une ligne du travail n'est consacrée à la question des doses du Salvarsan. L'auteur ne se demande pas ce qui serait arrivé chez ses malades s'ils avaient été soignés d'une manière prolongée à doses convenables. La réaction de Wassermann n'a été modifiée chez aucun. Tout syphiligraphe informé aurait pu s'y attendre !

Je pourrais multiplier les citations de ce genre. On a cru longtemps que le mercure pouvait agir chez des syphilitiques à doses quelconques. Devons-nous croire maintenant que le Salvarsan puisse modifier, guérir les formes de syphilis les plus rebelles, à doses quelconques, en une, deux, ou même trois injections? L'expérience nous a montré depuis longtemps le contraire dans la syphilis la plus banale. A partir de la fin de la période primaire, il faut réitérer les injections de 606, il faut les pratiquer à doses convenables, pour atténuer et faire disparaître la séro-réaction dans les syphilis communes. La guérison d'un tabes, qui est la suite d'une infection rebelle des méninges cérébro-spinales, est plus difficile, exige plus de temps, plus d'énergie que celle d'une syphilis banale. *Nous ne devons tirer, des observations d'ordre négatif, dans lesquelles le* 606 *a été manié à doses faibles* (moins de o gr. 01 par kilogramme), *aucune conclusion. Nous ne devons en tirer aucune de celles dans lesquelles le nombre d'injections a été peu élevé.*

On voit cependant, depuis que l'on soigne les tabétiques par le Salvarsan, se multiplier le nombre des cas dans lesquels l'amélioration est signalée, même chez des malades traités d'une manière évidemment insuffisante. Et ce qui est plus frappant, c'est qu'on observe même la disparition de certains symptômes objectifs. La diminution des douleurs des membres, des crises viscérales (phénomènes subjectifs) est souvent attribuée à une action suggestive. Mais peut-on parler de suggestion, lorsque la disparition du signe de Westphal a été observée par un neurologiste aussi autorisé que Nonne? La suppression des réflexes rotuliens est bien un trouble objectif, et même un trouble essentiellement tabétique. Je n'ose mentionner la disparition du signe d'Argyll, signalée par Hirsch, Nonne, Oppenheim, on pourrait me rappeler que le signe d'Argyll n'appartient pas en propre au tabes, mais à la méningite syphilitique qui le précède et l'accompagne.....

L'amélioration des troubles de sensibilité, au dire de Klieneberger, a été signalée par Canestrini, Treupel, Mattausschek, l'amélioration de l'ataxie par Marschalko, Michaelis, Vogt et d'autres, celle des troubles de la vessie par Kopp, Müller, Oppenheim, Plehn, Treupel, Zieler. Marinesco a vu guérir un mal perforant. Et, ce qui surprendra les médecins qui ont affirmé sans cesse, à toute occasion, l'incurabilité de la névrite optique, Deutschmann, Hirsch ont observé une amélioration de la vue dans la névrite optique constituée!

En France, des résultats semblables ont été publiés. On me permettra de ne pas les énumérer dans ce travail (1).

A lire les travaux où on signale l'atténuation, la disparition des symptômes du tabes les plus certainement objectifs, les plus rebelles, les moins spontanément curables, même chez des malades soignés d'une manière presque occasionnelle, la conviction dans le dogme de la non-curabilité par les agents anti-syphilitiques s'ébranle. Tant de médecins éminents, tant de neurologistes se seraient-ils trompés en niant leur efficacité, en refusant d'admettre la nature syphilitique de la maladie? Ce ne serait pas la première fois en médecine qu'une erreur aurait été universelle. Mais peut-on dire encore, les cas favorables sont isolés, des rémissions n'ont-elles pu coïncider avec un traitement? A cette hypothèse, je puis répondre pour ma part et montrer que l'action du Salvarsan dans le tabes est régulière, que, normalement, chez les malades traités d'une manière correcte, l'affection s'atténue, entre en régression, cède peu à peu, que quelques cas guérissent rapidement, mais que tous, à de très rares exceptions près, *qui s'expliquent par une technique insuffisante*, évoluent vers la guérison graduelle.

(1) V. par exemple Sicard et Bloch, *Soc. méd. hôpitaux de Paris*, 25 mai 1911, 22 fév. 1912.

V

RECHERCHES PERSONNELLES

TECHNIQUE DU TRAITEMENT

Les principes auxquels j'obéis dans le traitement des malades atteints de tabes sont des plus simples :

a) Cette affection étant essentiellement rebelle, il faut employer le Salvarsan, non à doses faibles, mais à la dose *normale*, celle qui permet, d'après Ehrlich et Hata, de détruire en série le spirochète dans les lésions expérimentales du lapin, soit o gr. 01 par kilog, sans dépasser, du reste, la dose de o gr. 60, en une injection ;

b) Les injections doivent être réitérées, puisque les lésions spécifiques de la peau elles-mêmes, moins rebelles que la méningite tabétique, récidivent, sur place, assez souvent, après une injection unique, et même, parfois, après deux injections aux doses normales. Il faut donc faire, *en série*, au moins trois injections, à huit jours d'intervalle ;

c) Pour éviter toute chance de réaction de Herxheimer méningée, il est prudent de faire les premières injections à des doses inférieures à la dose normale. Si des réactions fébriles un peu vives se produisent après l'injection, l'injection suivante se fait à la même dose, ou à dose très légèrement supérieure. J'ai signalé la fréquence des réactions fébriles chez les tabétiques soumis au Salvarsan, comme chez les malades atteints d'autres affections syphilitiques du système nerveux (1). En général, ces réactions ne sont pas extrêmement élevées, les réactions fébriles fortes, après l'injection initiale de 606, s'observent surtout au début de la période secondaire ;

d) On fera donc, en principe, dans une première série de traitement, 4 injections à o gr. 20, o gr. 40, o gr. 60, o gr. 60. Dans une deuxième série, si elle a lieu un mois ou deux après la pre-

(1) Lereddde et Kuennemann, la Fièvre du Salvarsan. *Bull. Soc. derm.*, janvier 1912.

mière, 3 injections peuvent être faites à o gr. 60. Normalement, il n'y a pas de réactions fébriles au cours de cette deuxième série.

Les séries de traitement doivent être faites à deux mois d'intervalle au plus. Avant chaque série, il est indiqué de pratiquer le séro-diagnostic.

Je dois dire que, pour de nombreuses raisons, et surtout par ce qu'en 1911, à l'époque où j'ai traité les malades dont je publie l'observation, mes idées sur les règles du traitement de la syphilis par le Salvarsan n'étaient pas aussi nettes qu'elles le sont devenues depuis, tous mes malades n'ont pas été traités avec la rigueur que je réclame aujourd'hui (*voir documents annexes*). Les résultats que j'ai obtenus n'en ont que plus de valeur.

Je crois même qu'à l'avenir, il y aura lieu de traiter les tabétiques avec une énergie encore plus grande. Il faut chercher à obtenir, dans un délai relativement restreint, la disparition de la réaction de Wassermann, que j'ai obtenue trop rarement chez mes malades. On pourrait certainement ne laisser qu'un mois de repos entre les séries d'injections. Je suis convaincu que, dans ces conditions, les résultats thérapeutiques deviendraient encore plus nets.

Que faut-il faire chez les tabétiques dont la réaction de Wassermann a disparu ? Parmi mes 15 malades, le séro-diagnostic est négatif chez 5 ; 2 paraissent guéris (?) (obs VII et XIV), 2 nettement améliorés sont dans un état à peu près stationnaire, je ne serais pas surpris que de nouveaux accidents reparaissent un jour ou l'autre (obs. XII). Un malade enfin, débarrassé par trois injections à o gr. 60, de phénomènes d'anesthésie cubitale, présente depuis le début de 1912 des accidents indiquant une poussée nouvelle.

Il faudrait, évidemment, soumettre tous ces malades à l'épreuve de la réactivation, et c'est ce que je me propose de faire chez les uns et chez les autres. Mais il faut surtout traiter ceux qui présentent de nouveaux phénomènes morbides, jusqu'à ce que l'évolution du tabes soit définitivement modifiée. Il est certainement regrettable qu'on ne puisse fonder le traitement sur le séro-diagnostic seul, chez un certain nombre de malades. Devons-nous chercher à obtenir la disparition de la séro-réaction du liquide céphalo-rachidien, l'atténuation définitive de la lymphocytose ? Quelques problèmes restent à résoudre.

RÉSULTATS DU TRAITEMENT

1° Évolution du tabes. — Le but principal du traitement (et, *a priori*, on ne peut toujours lui demander davantage), c'est l'atténuation de l'affection, le ralentissement de ses progrès, mieux encore l'arrêt, la non apparition d'accidents nouveaux. Par malheur, l'appréciation personnelle de chaque observateur intervient toujours dans le jugement qu'il porte. Bon gré mal gré, ses documents sont suspects. On ne peut guère discuter sur la réalité d'une modification dans la marche d'une maladie, si cette maladie n'est pas une maladie aiguë, si elle n'a pas une évolution régulière.

Les cas que je publie me paraissent toutefois démonstratifs. Quelques observations sont sommaires. Elles sont cependant aussi exactes que les autres.

Dans les cas I, II, IV, V, VI, VII, VIII, IX, X, XI, XIV et XV, *c'est-à-dire chez* 12 *malades*, l'état, à la fin du traitement ou quelques mois après, n'est plus du tout ce qu'il était avant le traitement. Tous ces malades sont améliorés, chez certains (XIV), l'arrêt du tabes semble complet. Chez d'autres l'amélioration est considérable, évidente; chez quelques-uns, elle est moindre. Quelques malades, du reste, étaient atteints de tabes bénin et les phénomènes d'amélioration, *de ce fait même*, sont moins frappants que chez les autres (obs. I, par exemple).

Parmi les trois malades chez lesquels je ne parle pas d'atténuation, de modification apportée à l'évolution morbide, l'une (obs. III) atteinte d'une forme très grave, ne fut observée que pendant peu de temps; elle n'avait reçu que trois injections. Son observation n'indique pas un échec du Salvarsan, mais un échec du Salvarsan, manié pendant un temps trop court. Un autre malade (obs. XII) a présenté des crises douloureuses un mois après une série d'injections; il est actuellement, depuis six mois, dans une période d'amélioration; le séro-diagnostic est négatif (mars 1912). Son observation est, pour moi, une observation neutre, car on ne peut tirer encore aucune déduction. Le troisième malade (obs. XIII) a paru amélioré par deux séries d'injections de Salvarsan; il présente actuellement des accidents nouveaux, six mois après la deuxième série. Comme les deux autres, je crois qu'il n'a pas été traité avec une continuité suffisante.

2° Modification des symptomes du tabes. — *a*) *Douleurs. Crises viscérales. Troubles de la sensibilité objective.* — Comme d'autres auteurs, j'ai observé l'exagération des douleurs à la suite des injections de Salvarsan, comme après les injections mercurielles. Cette exagération est passagère, *dans tous les cas sans exception.* D'après mon expérience, on n'a *jamais* à redouter une aggravation de l'état des tabétiques au point de vue des troubles de sensibilité subjective.

J'ai noté la *diminution* ou la *disparition* des douleurs dans

12 cas (obs. I, II, IV, V, VI, VII, VIII, IX, XI, XIII (passagère), XIV et XV), l'observation IV est particulièrement remarquable à cet égard. *Le Salvarsan est le plus merveilleux des anesthésiques dont nous disposions chez les tabétiques.* Au contraire des anesthésiques employés d'habitude, il a une action prolongée, qui dure depuis six ou huit mois chez un grand nombre de mes malades, et n'a pas d'effets nuisibles sur l'organisme (j'ai noté le relèvement de l'état général, l'augmentation de poids signalés par d'autres auteurs). Action suggestive, diront les adversaires du traitement spécifique... Demandons aux médecins qui ne croient pas à l'efficacité du Salvarsan, s'ils veulent être logiques, d'obtenir des résultats comparables aux nôtres par quelques injections d'eau physiologique ou d'un sérum quelconque et de renoncer, non seulement au Salvarsan, au mercure, mais à tous les anesthésiques qui sont employés à tour de rôle chez les malades.

L'atténuation ou la disparition des crises, des troubles gastriques d'origine tabétique, ont été obtenues chez mes malades.

J'ai noté chez quelques-uns des améliorations dans les troubles de la sensibilité objective.

b) Incoordination motrice. — L'ataxie, le plus caractéristique des accidents du tabes, n'est pas due, comme les douleurs, à la méningite périradiculaire et aux lésions des racines. Elle est essentiellement un phénomène d'ordre spinal. *A priori*, on pourrait, ou devrait penser que le traitement spécifique est sans action sur elle. On observe exactement le contraire. Je n'ai pas vu, comme Alt, un malade incapable de marcher sans être soutenu par deux hommes, qui put, à la suite du traitement par le Salvarsan, faire le pas de parade militaire. Mais on trouvera dans les documents que je publie l'observation d'un tabétique (obs. XI), chez lequel l'incoordination était manifeste, se traduisant par une stabilité incertaine, l'écartement des jambes dans la marche, toute progression impossible les yeux fermés. Le traitement fut commencé en novembre 1911 (série à 0 gr. 20, 0 gr. 40, 0 gr. 50). Une seconde série eut lieu en janvier 1912 (3 injections à 0 gr. 60). *Actuellement, ce malade monte trente fois par jour une échelle de trois mètres.*

L'atténuation de l'incoordination motrice est notée dans 6 de mes observations (II, VI, X, XI, XIV, XV). Les autres malades ne présentaient pas d'incoordination au début du traitement.

Action suggestive, dira-t-on encore. Comment comprendre, en effet, qu'un agent antisyphilitique puisse modifier les lésions dégénératives des faisceaux postérieurs? Comme d'autres auteurs, je signale des faits. Ils sont assez nombreux pour qu'on ne puisse parler de coïncidence. La seule interprétation de l'action du Salvarsan, qui me paraisse plausible, se trouve dans la guérison des lésions causales. L'hypothèse de la suggestion est inadmissible.

Le propre de la suggestion, c'est que le moyen employé n'a aucune importance; ce qui importe, c'est l'effet qu'il produit sur l'imagination du malade. Si la suggestion peut produire des effets aussi admirables que ceux qui ont été observés après les injections de Salvarsan, il est surprenant qu'on ne l'emploie pas systématiquement chez tous les malades et qu'il ait fallu inventer la méthode de la rééducation pour atténuer ou guérir les phénomènes ataxiques.

c) *Autres symptômes.* — Je serai plus bref sur les modifications apportées aux autres symptômes du tabes. J'ai noté le retour de la *puissance génitale* (obs. II), *la disparition d'étourdissements*, une *amélioration extraordinaire de l'état de santé général, de la vigueur physique et morale* (obs. VII, voir aussi l'obs. VIII), la *disparition d'accidents bulbaires* (obs. V et IX), l'*atténuation de troubles vésicaux* (obs. XI et XIV), *la disparition d'un mal perforant plantaire* (obs. XV).

La disparition régulière des accidents *récents* mérite une attention particulière, elle révèle l'action directe du Salvarsan sur les lésions qui les déterminent. Deux de mes malades, chez lesquels la réaction de Wassermann est négative, présentèrent, en 1911, des phénomènes nouveaux et furent traités de suite. Chez l'un (obs. VIII), il s'agissait de douleurs en corset, chez l'autre (obs. XIII), d'une sensation d'anesthésie très gênante au niveau de l'avant-bras gauche. Ces accidents cédèrent au traitement antisyphilitique et n'ont pas reparu depuis.

Action du Salvarsan sur la réaction de Wassermann et la réaction de Hecht-Weinberg (1) chez les tabétiques.

Chez 4 malades seulement (obs. I, XII, XIV, XV), le séro-diagnostic devint négatif, à la suite du traitement par le Salvarsan. Chez 3 de ces malades la séro-réaction était faible à l'origine (n° I, W = 0, H. W. = +) (sérodiagnostic dissocié) (n° XII, W. = + +, H. W. = +, n° XIV, W. = + +, H. W. = +). Il s'agit de tabes bénins, facilement curables, au moins chez deux d'entre eux, qui n'avaient été soumis à aucun traitement (n^os^ I et XIV). S'il était permis de généraliser un nombre de faits si restreint, on pourrait dire qu'un séro-diagnostic faible, chez un tabétique non traité par des agents

(1) Sur la Réaction de Hecht Weinberg, v. Leredde (en collab. avec M. Rubinstein) *Société de Médecine de Paris*, janvier 1912.

antisyphilitiques, indique un pronostic bénin et une curabilité facile. Une observation telle que celle du n° XIII montre, au contraire, qu'un malade traité énergiquement et dont la réaction est devenue négative, peut être encore exposé à des accidents pénibles, sinon graves. Ce fait d'observation ne permet pas de conclure qu'il n'y a pas lieu de soigner par les agents antisyphilitiques, en particulier par le Salvarsan, les malades atteints de tabes graves, mais, au contraire, qu'il faut les soigner mieux encore que les autres.

J'ai dit plus haut que la non-disparition de la séro-réaction, chez des malades traités par le Salvarsan, révélait l'insuffisance du traitement. J'ai dit aussi que le séro-diagnostic n'était pas le seul élément sur lequel celui-ci doive être réglé. Il reste cependant le principal, comme dans toutes les localisations de la syphilis.

*
* *

En résumé, le Salvarsan modifie régulièrement l'évolution du tabes, il arrête la maladie ou en amène la régression. Il fait disparaître des symptômes, même anciens. Comme dans d'autres formes de syphilis, comme dans les formes rebelles en général, il constitue, mieux que le mercure, le moyen de traitement spécifique de la méningite spinale et du tabes, qui en est la conséquence. Mais le Salvarsan, comme le mercure, n'est pas actif « en lui-même ». Son action dépend de la manière dont il est employé, des doses auxquelles il est employé, de la durée, du nombre des périodes de traitement. Et il est véritablement surprenant de constater que la plupart des observateurs, les plus consciencieux, les plus compétents, les mieux informés, n'attachent pas à la technique thérapeutique, lorsqu'ils étudient le traitement du tabes ou lorsqu'ils soignent des malades qui en sont atteints, l'importance majeure qui lui appartient. Espérons qu'il n'en sera pas toujours de même.

VI

CONCLUSIONS

Le dogme de l'incurabilité du tabes et de la paralysie générale par les agents antisyphilitiques empêche les médecins de traiter les malades d'une manière réelle, c'est-à-dire énergique et prolongée, et les empêche même de les soigner d'une manière précoce.

Comme je l'ai établi en 1902, et depuis, le groupe des affections parasyphilitiques est artificiel et doit disparaître. La nature syphilitique en est certaine, elle est démontrée par l'existence constante d'une méningite spécifique et d'une séro-réaction positive. En ce qui concerne le tabes, sa curabilité par le mercure est indéniable. Elle est encore plus évidente quand on le soigne par le Salvarsan.

Malgré l'irrégularité de l'évolution de cette maladie, l'existence d'arrêts, de rémissions spontanés, le problème fondamental de sa curabilité par les agents antisyphilitiques peut être résolu.

L'existence de « pseudo-tabes » curables, admise par quelques auteurs est un argument en faveur de cette curabilité.

Il faut accorder une importance considérable à la technique thérapeutique, c'est-à-dire aux doses de l'agent antisyphilitique, à la durée des périodes du traitement, à leurs intervalles. Les neurologistes qui emploient le mercure dans le tabes, ou les autres affections syphilitiques du système nerveux, et sont les plus convaincus de son efficacité, le manient, malgré l'absence de dangers, à doses toujours trop faibles.

Le Salvarsan doit être employé à la dose *normale* de 1 centigramme par kilogramme. Le traitement sera poursuivi jusqu'à disparition de la réaction de Wassermann mais continué, même lorsque la séro-réaction est disparue, si de nouveaux accidents tabétiques se produisent.

Un certain nombre d'observations, concluant à l'inefficacité du Salvarsan dans le tabes, ont été publiées. Quand il s'agit de malades traités par l'injection unique ou par des injections réitérées à doses faibles, les conclusions des auteurs *n'ont aucune valeur*, on ne peut les accepter comme fondées.

Si la curabilité du tabes par le Salvarsan n'est peut-être pas constante, elle est et sera d'autant plus fréquente que cet agent thérapeutique sera employé avec plus d'énergie et de persévérance.

Elle peut être démontrée par les observations nombreuses que nous possédons déjà, démontrant que tous les symptômes peuvent céder au Salvarsan, même ceux qui sont dus à des lésions des cordons postérieurs (incoordination), même ceux qu'on attribue habituellement à des degénérescences définitives (signe de Westphal). On a observé : *la disparition de l'incoordination, le retour des réflexes tendineux, la disparition du signe d'Argyll, la disparition des douleurs, des crises viscérales, des troubles urinaires, etc.*

Bien entendu, tous ces symptômes ne guérissent pas chez tous les malades, de même qu'une hémiplégie ne guérit pas toujours chez un syphilitique soigné trop tard.

La curabilité peut être démontrée également par une méthode plus précise, que j'ai employée, les cas isolés pouvant toujours prêter à discussion.

Chez tous les malades que j'ai soignés depuis la fin de 1910, sauf chez un (qui reçut trois injections seulement), j'ai observé la RÉGRESSION du tabes, prolongée dans 13 cas, passagère dans 1 seul. Dans 2 cas, on peut même parler de guérison. Jamais je n'ai observé d'accidents, jamais d'inconvénients, en dehors de douleurs passagères, par réaction de Herxheimer, consécutives aux injections.

La régression du tabes se manifeste par la non-apparition d'accidents nouveaux, la disparition d'un grand nombre de symptômes. L'action du Salvarsan sur les douleurs est évidente et prolongée. Son action sur l'incoordination est beaucoup plus constante qu'on ne pourrait le croire.

La nécessité du traitement énergique et prolongé chez les tabétiques n'exclut pas la nécessité du traitement précoce. *La très grande majorité des tabétiques est curable par les agents antisyphilitiques et complètement curable.*

VII

DOCUMENTS ANNEXES

I. — *Tabes fruste ancien. Amélioration par le Salvarsan.*

M. B..., 50 ans.

Syphilis ignorée, jamais traitée.

Avril 1911. — Douleurs dans les membres inférieurs depuis une dizaine d'années.

Incoordination légère.

Réflexes plutôt exagérés.

Troubles de mémoire. Bizarre, nerveux.

Inégalité pupillaire, Argyll à droite ; fond de l'œil sain ; en somme, œil tabétique (Morax).

W. = +.

Du 3 au 24 avril 1911, 3 injections de 606 à 0 gr. 30, 0 gr. 50, 0 gr. 60.

Diminution des douleurs.

Revu en mars 1912, en bon état apparent, sans douleurs.

II. — *Tabes rebelle (persistance de la réaction de Wassermann après neuf injections de Salvarsan). Diminution des douleurs. Amélioration remarquable de l'équilibre.*

M. Br..., 40 ans.

Date de la syphilis inconnue. En 1902, le malade est atteint de lésions de l'épiglotte qui guérissent par l'iodure de potassium.

Le début du tabes ne paraît remonter qu'à 1910.

A ce moment, douleurs fulgurantes des membres inférieures, incoordination, marche en zigzag.

Mars 1911. — W. = + + + +.

Suppression des réflexes rotuliens. Signe d'Argyll.

Douleurs caractéristiques dans les cuisses, les jambes et surtout les pieds.

Incoordination marquée, l'équilibre est difficile, même les yeux ouverts.

Pas de troubles vésicaux.

Diminution de la puissance génitale.

En avril, 3 injections de Salvarsan à 0 gr. 30, 0 gr. 45, 0 60 (intra-veineuses).

Exacerbation des douleurs au niveau du pied, à la suite de ces injections.

Diminution des douleurs dans les cuisses et les jambes. Équilibre meilleur.

17 *juillet* 1911. — W. = + + + + H. W. = +.

En avril, 5, 20, 27 ; 3 injections à 0 gr. 50 de 606. A la suite de la seconde, exacerbation des douleurs pendant quelques heures

15 *septembre* 1911. — Équilibre satisfaisant. *Le malade marche droit, les yeux fermés.* Pas d'oscillation dans la ligne de marche. *Il se tient debout sur un pied, les yeux fermés.*

Douleurs persistantes au niveau des pieds, mais moindres qu'avant le traitement, suivant la déclaration formelle du malade. Disparition presque absolue de toute douleur au niveau des jambes et des cuisses, en particulier d'une sensation de constriction très pénible au niveau de la cuisse.

Retour des forces, de l'appétit génital. Augmentation de poids.

6 *novembre* 1911. — W. = 0, H. W. = + (Séro-diagnostic dissocié).

Du 19 *novembre* au 3 *décembre* 1911, 3 injections de Salvarsan à 0 gr. 60.

11 *février* 1912. — W. = + + + +, H. W. = +.

Equilibre moins bon qu'en septembre, les yeux fermés la marche ordinaire est aussi bonne.

Du 24 *février au* 10 *mars* 1912, 3 nouvelles injections à 0 gr. 60.

III. — *Tabes grave. Pas d'amélioration par le Salvarsan à doses normales* (une série).

Mme. Cl..., 47 ans.

Syphilis à l'âge de 20 ans, à peine soignée.

Début du tabes en 1903.

Janvier 1911. — Douleurs fulgurantes. Ptosis ; diplopie.

Perte d'équilibre les yeux fermés.

Sensation de tapis dans la marche.

Suppression des réflexes rotuliens.

Sensation de constriction thoracique.

Douleurs cubitales récentes.

Au dire de la malade, des traitements mercuriels énergiques (injections) qui ont été faits à plusieurs reprises, ont toujours amené une amélioration passagère.

W = + + + +, H. W. = +.

Trois injections de Salvarsan à 0 gr. 30, 0 gr. 45, 0 gr. 60 en janvier 1911.

Mars 1911. — Pas d'amélioration.

IV. — *Tabes de forme douloureuse. Guérison des douleurs par le Salvarsan.*

Mme. Dh.

Syphilis ignorée. Une fausse couche il y a seize ans au troisième mois.

En 1905, douleurs dans les membres inférieurs. Crises se répétant tous les trois ou quatre mois.

1907. — Les crises durent huit jours de suite. A ce moment, on pense à la syphilis ; la malade prend pendant plusieurs mois, 20 jours de suite, un sirop mercuriel. Les douleurs se calment sous l'influence du traitement, puis reparaissent peu à peu.

Mai 1911. — Douleurs lancinantes. Sensation de brûlure, de piqûre. Il semble que l'on « scie les os ». Ces douleurs siègent dans les jambes et les cuisses. Sensation de constriction thoracique. Depuis peu de temps, apparition de douleurs dans les membres supérieurs.

12 *août* 1911. — Hyperesthésie cutanée intense. Le contact des draps est insupportable.

Marche normale, même les yeux fermés.

Pas de troubles des sphincters, ni de signe d'Argyll.

Réflexes rotuliens et achilléens disparus.

Sensibilité objective normale.

W. = + +, H. W. = +.

Trois injections intra-veineuses de Salvarsan à 0 gr. 60. du 26 août au 7 septembre, réaction thermique (38°,2), après les deux premières.

Disparition des douleurs et de l'hyperesthésie à la suite du traitement. Quelques fourmillements dans les mollets seulement, pendant un jour ou deux, aux cours des règles.

Le poids, du 30 septembre au 30 novembre, augmente de 3 kilogrammes.

9 *décembre*. — W. = + + +, H. W. = +.

12, 19, 27 *décembre* 1911. — 3 injections de 606 à 0 gr. 60 (intraveineuses) ; à la suite des deux premières, douleurs vives dans les jambes, pendant un jour ou deux.

Mars 1912. — État des plus satisfaisants. Aucun phénomène douloureux depuis janvier.

V. — *Tabes. Accidents cérébro-bulbaires. Guérison symptomatique presque complète par le Salvarsan.*

Syphilis en 1901. Très peu d'accidents. Traitements par pilules et iodure pendant 5 ans.

Janvier 1911. — Débuts des accidents nerveux après une période de surmenage intellectuel.

Crises fulgurantes dans les jambes, le bras droit.

Diplopie passagère, myosis. Argyll.

Suppression des réflexes rotuliens.

Pas de phénomènes d'incoordination, mais crises laryngées, dont trois avec perte de connaissance.

État vertigineux léger continuel.

Insomnie, amaigrissement de 5 kgr.

Travail intellectuel impossible.

Octobre 1912. — W. = + +.

Avril 1912. — Le malade a eu 2 séries d'injections de 606 depuis le début du traitement (octobre) la 1re à 0,10, 0,20, 0,40, 0,60; la 2e à 0,40, 0,60, 0,60 (janvier).

Le malade a retrouvé son poids, ses facultés intellectuelles, le sommeil.

Le *seul symptôme qui persiste* est constitué par quelques douleurs dans le bras droit, quand le temps va changer.

W. = + + +.

VI. — *Tabes ancien. Traitement par le Salvarsan à doses normales* (3 séries) *Diminution de l'incoordination motrice.*

M. L..., 50 ans.

Chancre en 1890.

Syphilis soignée deux ou trois mois.

1895. — Début des douleurs dans les membres inférieurs.

1901. — Diplopie et ptosis, guéris par le traitement mercuriel.

1909, 1911. — Traitement mercuriel de temps à autre.

Juin 1910. — Début des troubles de la marche. Gastralgie.

Troubles vésicaux.

Mars 1911. — Incoordination marquée. Suppression des réflexes rotuliens.

Signe d'Argyll. Inégalité pupillaire. Douleurs des membres inférieurs.

W. = + + +.

Du 15 mars au 7 avril 1911, 3 injections de 606 à 0 gr. 30, 0 gr. 50, 0 gr. 60.

Juin. — Diminution des douleurs. Équilibre meilleur. Du 12 au 28 juin 1911, 3 injections de 606 à 0 gr. 60.

Décembre 1911. — Deux injections à 0 gr. 40.

Mars 1912. — Amélioration très nette de l'équilibre. Le malade reste longtemps debout sans s'appuyer, ce qu'il ne pouvait faire autrefois, ne tombe pas de suite les yeux fermés, « gastralgie » disparue. Santé générale nettement améliorée.

VII. — *Tabes de forme grave. Accidents bulbaires. Traitement mercuriel intensif. Traitement par le Salvarsan. Guérison* (?)

M. L..., instituteur, 48 ans.

Syphilis en 1895.

De 1885 à 1887, pilules, sirop de Gibert.

Puis traitements mercuriels de temps à autres, pendant quatre ou cinq ans.

En 1901, syncopes brusques, suivies de chutes, sans phénomènes épileptiformes; pas de morsure de la langue, ni d'incontinence d'urine.

En mars 1903, crises fulgurantes, la marche est pénible, fatigante, sans incoordination nette; suppression des réflexes rotuliens. Signe d'Argyll. Myosis extrême. Syncopes récentes semblables à la première. Perte de mémoire, fatigue cérébrale.

De 1903 à 1906 le malade fait deux ou trois fois par an des périodes de traitement mercuriel intensif, qui durent de vingt à vingt-cinq jours (biiodure Hg, 0 gr. 06 par jour).

Disparition des douleurs à la suite des premières périodes de traitement.

En 1909, nouvelle syncope suivie d'un état de fatigue cérébral prolongé. Trois périodes de traitement mercuriel intensif.

Nouvelle syncope à la fin de 1909. En 1910, à deux reprises, étourdissements, sans pertes de connaissance.

Octobre 1910. — Fatigue au moindre effort physique. Marche pénible.

Affaiblissement intellectuel, tout effort de travail est impossible.

Injections de 606 de 0 gr. 40 et 0 gr. 60, intraveineuses, le 15 janvier et le 1er février 1911.

A la fin de *février*, pneumonie extrêmement grave, qui dure trois semaines.

Amélioration considérable de l'état général. *Retour des forces. Le malade peut faire en montagne 15 à 20 kilomètres par jour.* L'énergie cérébrale reparaît, *l'activité intellectuelle devient absolument normale.*

État le 23 novembre 1911. — Signe d'Argyll, myosis extrême. Réflexes des membres inférieurs et supérieurs supprimés.

Pas de douleurs. Pas de troubles des sphincters.

Les yeux ouverts, marche normale. Le malade monte aisément cinq étages.

Les yeux fermés, marche indécise et trébuchante. Tâtonne et lance un peu les jambes. Marche les jambes écartées en tâtonnant un peu. Cependant, pas de Romberg.

Pas de troubles de sensibilité au contact, à la piqûre ni de thermo-anesthésie.

Appétit parfait. Se sent vigoureux, capable d'effort. Huit heures de travail cérébral par jour (instituteur).

Étourdissements assez faciles après des efforts physiques intenses.

12 *décembre* 1911. — W. = 0 ; H. W. = 0.
Trois injections de 606 à 0 gr. 60 en décembre.
Mars 1912. — Le malade « ne s'est jamais si bien porté depuis vingt ans ».
Retour de l'énergie physique et morale. Le malade peut faire des marches de 16 à 20 kilomètres sans grande fatigue. Se croit guéri. Il n'y a plus d'étourdissements.

VIII. — *Tabes avec douleurs et troubles moteurs, atténués par le traitement mercuriel. Suppression de la séro-réaction. Disparition des douleurs par trois injections de Salvarsan à 0 gr. 60. Réapparition des phénomènes douloureux (corset). Guérison immédiate par le 606.* M. M.

Chancre syphilitique en 1881. Roséole. Plaques.
Pilules pendant trois ans. Iodure cinq ans.
1900. — Crises fulgurantes.
De mai 1901 *à février* 1903, 9 séries de six injections d'huile grise. Sédation des douleurs.
1903 à 1906. — Huile grise, mal supportée et continuée à doses plus faibles.
Les douleurs reparaissent. Troubles de la marche.
1907-1908. — Cures intensives à 0 gr. 02 Hg par jour.
Juillet 1908. — Crises douloureuses violentes. Sensation d'étau du pied droit.
Cure de rééducation à Lamalou.
1900. — Traitement mercuriel à 0 gr. 015 Hg par jour.
Amélioration des douleurs très nette, toutes les fois qu'un traitement mercuriel est fait. Mais le mercure est de plus en plus mal supporté. Guérison de l'ataxie par la rééducation.
1911. — Retour des douleurs peu à peu. Impossibilité de faire tout traitement mercuriel.
31 *janvier* 1911, W. = 0.
1-15 *février* 1911. — W. = 0, H. W = 0.
Trois injections de 606 à 0 gr. 60.
Disparition des douleurs. La malade qui avait maigri considérablement reprend son poids et ses forces et renonce à abandonner sa profession d'officier.
19 *avril*. — W. = 0. H. W. = 0.
Octobre 1911. — Apparition de douleurs en corset.
19 *novembre*. — W. = 0; H. W. = 0.
Trois injections de 606 (0 gr. 40, 0 gr. 60, 0 gr. 60), au cours desquelles surviennent quelques douleurs, en décembre 1911.
Mars 1912. — Disparition des douleurs en corset depuis les injections. De temps à autre, réveil des douleurs plus anciennes.

IX. — *Tabes fruste. Accidents bulbaires.*
Guérison par six injections de Salvarsan à doses normales.

M. M..., 45 ans.
Chancre à l'âge de 25 ans. Traitement irrégulier.
En 1909, accès d'hémoglobinurie paroxystique, guéris par injections de benzoate Hg.

Depuis 1907, douleurs lancinantes dans les membres inférieurs.

Accès de toux de plus en plus violents, avec sentiment de suffocation. Ces accès deviennent quotidiens, et sont suivis de vomissements.

Janvier 1911. — Suppression des réflexes rotuliens, pas d'incoordination.

Pas de signes d'Argyll.

W. = + +.

Du 11 janvier au 3 février 1911, trois injections de 606 (intra-musculaires, 0 gr. 30, 0 gr. 60, 0 gr. 60).

Février 1911. — Diminution de la toux et des quintes.

Mars 1911. — Disparition presque complète des douleurs des membres inférieurs.

Du 10 mars au 5 avril 1911, trois injections intra-musculaires à 0 gr. 60.

Mars 1912. — Douleurs disparues.

Accès de toux disparus depuis un an.

X. — *Tabes fruste. Amélioration de l'équilibre à la suite du traitement par le Salvarsan.*

M. V. M..., 55 ans.

Chancre en 1878, traité pendant moins d'un mois.

En 1910, apparition de douleurs dans les mollets.

Troubles vésicaux. Difficulté au début de la miction.

La vue devient trouble sans diplopie.

Gêne de la marche. Difficulté à monter ou à descendre un escalier.

Mai 1911. — W. = + + +, H. W. = +.

Pas de signe d'Argyll.

Suppression des réflexes rotuliens.

Signe de Romberg.

Trois injections de Salvarsan à 0 gr. 30, 0 gr. 45, 0 gr. 60.

31 *juillet*. — W. = +, H. W. = +.

Amélioration nette des troubles de la vue, des troubles vésicaux.

Du 3 au 22 août 1911, trois injections de 606 à 0 gr. 60.

1er *septembre* 1911. — Marche sans canne, ne se tient plus à la rampe de l'escalier.

Janvier 1912. — Persistance de l'amélioration.

XI. — *Tabes à évolution lente, puis rapide. Après trois injections du Salvarsan, amélioration considérable des troubles de la marche et des troubles vésicaux. Atténuation des douleurs fulgurantes.*

M. P... Tabes à marche lente datant de quinze ans. Crises douloureuses, seulement dans les membres inférieurs.

Aggravation rapide depuis juillet 1911. Apparition de troubles de la marche, de troubles vésicaux. Troubles de la sensibilité.

15 *novembre* 1911. — Crises de douleurs fulgurantes survenant tous les trois ou quatre jours durant cinq à six heures. Céphalée nocturne récente.

Sensation de constriction thoracique. Anesthésie totale cutanée et musculaire au niveau du flanc gauche.

Anesthésie à la piqûre, des membres inférieurs, du tronc cessant au niveau d'une ligne horizontale passant à deux travers de doigt au-dessous des clavicules. La sensation de chaleur est ressentie avec un retard de dix secondes environ.

Sensibilité musculaire complètement disparue aux membres inférieurs, persistant aux membres supérieurs, stabilité mal assurée. La malade écarte les jambes en marchant, lance légèrement les pieds en dehors, marche impossible, les yeux fermés.

Signe de Romberg net.

Tous réflexes tendineux abolis.

Signe d'Argyll. La vue baisse depuis un an. Incontinence d'urine depuis juillet. Miction volontaire difficile.

Pas de crises gastriques W. = + + +, H. W. = +.

Du 18 novembre au 2 décembre 1911, trois injections de 606 à 0 gr. 20, 0 gr. 40, 0 gr. 50.

Réactions thermiques à la suite.

20 *janvier*, augmentation de poids d'un kilogramme.

Le malade a, de temps à autres, des étourdissements passagers.

Douleurs fulgurantes moins pénibles, mais aussi fréquentes.

Céphalée disparue. La constriction thoracique persiste.

La sensibilité objective ne s'est pas modifiée.

Romberg presque supprimé. A part quelques oscillations, légères au début, le malade garde son équilibre les yeux fermés.

Marche les yeux fermés presque correcte.

Marche les yeux ouverts presque normale. Le malade ne lance plus ses jambes. Il écarte seulement un peu les pieds · il tourne au commandement, sans hésitations ni oscillations.

Il urine encore un peu au lit; mais la sensibilité vésicale a reparu, et il se lève la nuit pour uriner, ce qu'il ne faisait pas auparavant.

W. = + + + +. H. W. = +.

Du 21 janvier au 10 février 1912, trois injections de 606 à doses normales.

Pas de réactions thermiques.

Mars 1912. — L'amélioration se maintient: *le malade monte 30 fois dans la journée une échelle de 3 mètres.* Il n'y a plus d'étourdissements.

XII. — *Tabes fruste, traité par le Salvarsan à doses normales. Amélioration. Disparition de la séro-réaction.*

M. P..., 40 ans.

Syphilis en 1895, traitée pendant quatre ans par des pilules.

Depuis 1909, douleurs fulgurantes dans les membres inférieurs. Douleurs gastriques.

Signe de Westphal. Signe d'Argyll.

« Brouillards visuels. »

Les douleurs ont été améliorées passagèrement par une cure de frictions.

Mars 1911. — W. + positif.

Du 10 avril au 8 mars 1911, trois injections intraveineuses à 0 gr. 60.

Juin 1911. — Après une période d'exagération passagère des douleurs, celles-ci se sont nettement amendées, ainsi que les troubles gastro-intestinaux.

W. = + +.

Du 10 au 22 juillet 1911. — Trois injections de 606 intraveineuses à 0 gr. 60. H. W. = +.

A la fin d'août, la malade présente, pendant une quinzaine de jours, une crise de douleurs extrêmement violentes qui déterminent un abattement profond. Les douleurs disparaissent dans le courant de septembre.

Mars 1912. — W. = 0. H. W. = 0.

La malade souffre très peu et se déclare beaucoup mieux, à tous égards, que l'année dernière, avant les injections de Salvarsan.

XIII. — *Tabes rebelle, atténué par le traitement mercuriel. Séro-réaction négative. Traitement par le Salvarsan. Atténuation passagère, puis nouveaux accidents.*

M. E. P..., 46 ans.

Syphilis en 1890. Peu d'accidents. Mal traitée.

En 1899, douleurs rhumatoïdes. 1900, légère incoordination rapidement corrigée.

De 1900 à 1910, traitement mercuriel régulier (injections d'huile grise et de sels solubles).

Pendant cette période, crises de sciatique à droite et à gauche, ayant duré deux mois. Aux deux pieds, arthropathies médio-tarsiennes, avec gonflement considérable, mobilité anormale, craquements articulaires, guéris maintenant, avec déformation et ankylose.

Juin 1911. — W. = 0. H. W. = 0.

Le tabes s'accuse par le signe d'Argyll, le signe de Wesphal ; incoordination motrice bien corrigée, crises douloureuses espacées, dans les membres inférieurs. Le symptôme le plus important est l'engourdissement dans les jambes, c'est le seul qui gêne le malade ; il le gêne beaucoup.

Trois injections de 606 à 0 gr. 30, 0 gr. 45, 0 gr. 60. A la suite, réveil passager des douleurs aiguës. Fatigue générale. Puis amélioration et légère diminution des engourdissements.

Octobre 1911. — Apparition d'une anesthésie intermittente de la face interne de la main et de l'avant-bras gauche.

W. = 0. H. W. = 0.

Trois injections de 606 à 0 gr. 30, 0 gr. 45, 0 gr. 60, suivies d'une nouvelle crise de douleurs violentes. Disparition de l'anesthésie de la main.

En février 1912. nouvelles douleurs. L'engourdissement des membres inférieurs reparaît, minime le matin, il augmente avec la fatigue de la journée.

XIV. — *Tabes de forme atténuée. « Guérison » après trois injections de Salvarsan à doses normales.*

M. Q..., 36 ans.

15 *juillet* 1911. — Syphilis en 1893, de type banal. Traitement quelconque (pilules un an).

En 1903, troubles urinaires soignés par frictions mercurielles.

En 1906, troubles urinaires persistants. M. Brissaud, à l'Hôtel-Dieu, fait le diagnostic de tabes.

Douleurs fulgurantes dans les jambes.

Céphalée occipitale, depuis huit ans.

Pas de Romberg. Cependant, le malade déclare marcher souvent « comme un homme saoul » ; il peut descendre un escalier sans se tenir à la rampe. Ces troubles de la marche sont intermittents.

Troubles urinaires, le malade doit pousser longtemps pour uriner. Pertes séminales fréquentes.

Réflexes lumineux très lents. Se plaint de vue trouble.

W. = + + H. W. = +.

Du 3 août au 17 août 1911, 3 injections de Salvarsan à 0 gr. 60.

22 octobre 1911. — W. = 0. H. W. = 0.

Céphalée, douleurs extrêmement rares.

Le malade peut faire sans fatigue de longues courses, ce qu'il ne pouvait autrefois.

Les troubles de la marche ont complètement disparu.

24 novembre. — W. = 0. H W. = 0.

15 mars. — W. = 0. H. W. = 0.

Les troubles urinaires persistent, mais une sensation de poids dans le bas-ventre et des douleurs anales, à la suite de la miction ont disparu.

Céphalée, douleurs entièrement disparues.

« Vue nette. »

Suppression persistante des réflexes tendineux.

XV. — *Tabes à évolution rapide. Injection de Salvarsan à doses normales (2 séries). Amélioration considérable des phénomènes d'incoordination. Atténuation des troubles objectifs de sensibilité d'un mal perforant plantaire et de crises gastriques.*

M. V.

Syphilis en 1895, de forme banale, soignée très irrégulièrement, et surtout par l'iodure de potassium.

En 1901, ptosis droit qui guérit spontanément en deux mois.

1909. — Début des phénomènes douloureux, des troubles de la miction.

Avril 1911. — Suppression de tous réflexes tendineux, aux membres inférieurs et supérieurs.

Incoordination marquée, les yeux fermés. Sens musculaires obtus.

Romberg très net. Cependant le malade pose son talon sur le genou, de l'autre côté, sans regarder.

Est obligé de regarder ses pieds pour marcher normalement.

Douleurs fulgurantes dans les jambes, très pénibles, empêchant le sommeil, depuis un an.

Troubles de sensibilité objective aux pieds et, surtout, aux mains.

Tact obtus. Distingue le froid du chaud avec un rapport de 1 à 2°.

Localise bien. Le malade se brûle aisément en travaillant (chapelier).

Sensibilité profonde normale.

Signe d'Argyll.

Mal perforant de la plante du pied gauche.

Depuis deux ans, troubles de la miction, ne peut vider sa vessie qu'après des efforts réitérés. Jamais d'incontinence.

Crises gastriques depuis deux ans, douloureuses, sans vomissements, plutôt le jour que la nuit, sans rapport avec les heures des repas.

W. = + + + +. H. W. = +.

Trois injections de Salvarsan intraveineuses à 0 gr. 60, à huit jours d'intervale.

6 novembre 1911. — Douleurs moins fréquentes. Diminution de l'ulcération plantaire.

Pas de modification dans les troubles de la marche ni dans ceux de la miction.

Amélioration considérable de la sensibilité tactile. Le malade ne se brûle presque plus en travaillant. Il reconnait au toucher la forme des objets, ce qu'il ne pouvait plus faire.

Les crises gastriques ont disparu depuis le mois d'avril.

Amélioration de l'état général.

W. = + +. H. W, = +.

Le 7, *le* 15, *et le* 22 *novembre*, 3 injections intraveineuses de 606 à 0 gr. 60.

24 *décembre*. — Marche très améliorée. Le malade ne surveille plus ses pieds en marchant, il peut marcher en regardant en l'air. Romberg très atténué.

L'ulcération plantaire est réduite au diamètre d'une lentille.

Douleurs aussi fréquentes, mais moins pénibles.

24 *janvier*. — W. limite. H. W. = +.

Trois injections à 0 gr. 60 en février.

24 *mars* 1912. — Ulcération plantaire à peine apparente.

Disparition de toutes les douleurs gastriques.

Les phénomènes douloureux des membres inférieurs, qui se produisaient tous les jours, ne se produisent plus qu'une fois par hasard, tous les 7 ou 8 jours, et beaucaup plus faibles.

Marche bonne.

Voir le tableau synoptique de la page suivante.

RÉGRESSION DU TABES CHEZ LES MALADES SOUMIS AU TRAITEMENT PAR LE SALVARSAN

Statistique de quinze cas (15 malades traités).

	DATE DE LA SYPHILIS	DÉBUT DU TABES	TRAITEMENTS FAITS DEPUIS	ÉTAT AU DÉBUT DU TRAITEMENT par le « 606 ».	TRAITEMENT	ÉTAT EN MARS 1912	SÉRO DIAGNOSTIC
Obs. I.	?	1901	0	Œil tabétique. Douleurs dans les membres inférieurs. Incoordination légère. Réflexes exagérés.	3 inj. 0.30, 0.50, 0.60, en avril 1911.	Bon état; pas de douleurs (observation peu concluante et incomplète).	En avril 1911, W=+ En juillet W=0
Obs. II.	?	1910	0	Supp. des réflexes rotuliens. Argyll. Douleurs des membres inférieurs. Incoordination marquée.	1re série 0.30, 0.45, 0.60 en avril 1911. 3 inj. à 0.60 en août déc. 1911, mars 1912.	Diminution des douleurs et de l'incoordination.	Mars 1911 W=++++ Février 1912 W=++++
Obs. III.	1885	1903	»	Incoordination marquée Douleurs dans les membres inférieurs et supérieurs. Suppression des réflexes.	3 inj. à 0.30, 0.45, 0.6?, en janvier 1911.	Pas de résultat en mars 1911 *Observation négative.*	
Obs. IV.	?	1905	Traitement mercuriel irrégulier.	Forme douloureuse. Hyperesthésie cutanée. Douleurs dans les membres supér. et infér. Supp. des réflexes.	3 inj. à 0.60 en août 1911 et en décembre.	Guérison des douleurs.	
Obs. V.	?	2 ans	»	Forme à prédominance bulbaire (ictus laryngés) Douleurs, suppression des réflexes. Argyll.	Inj. à doses croissantes en octobre; en janvier 0.40, 0.60, 0.60.	Amélioration considérable. Disparition des douleurs et des phénomènes bulbaires. Retour de l'énergie intellectuelle.	Octobre 1911 W=++ Mars 1912 W=+++
Obs. VI.	1890	1895	Traitement mercuriel irrégulier.	Incoordination marquée. Argyll. Douleurs des membres inférieurs. Troubles vésicaux.	3 séries en mars, juin, décembre 1911.	Diminution des douleurs et de l'incoordination.	Mars 1911 W=+++ Octobre, W=+++
Obs. VII.	1885	1901	Traitement mercuriel intensif.	Forme très grave (douleurs, supp. réflexes. Argyll) avec syncopes, étourdissements, très atténuée par le mercure (W. = O).	0.40, 0.60 en janv. 1911 0.60, 3 décembre.	Amélioration considérable de l'état général. Disparition des phénomènes cérébraux.	W = 0
Obs. VIII.	1881	1900	Traitement mercuriel intensif.	Tabes classique atténué régulièrement par le traitement mercuriel.	2 séries (0.60) 3 (0.40, 0.6)) 2 en 1911.	Disparition de douleurs en corset ayant débuté récemment.	W = 0
Obs. IX.	1891	1907	Traitement mercuriel irrégulier.	Douleurs lancinantes des membres inf. Supp. des réflexes rotuliens. Accès de toux avec suffoc. et vomissements.	0.30, 0.60, 0.60 janvier 1911.	Guérison.	
Obs. X.	1878	1910	0	Douleurs des membres inférieurs. Suppression des réflexes rotuliens. Incoordination légère. Troubles vésicaux.	2 séries en 1911 (0.3), 0.45, 0.60) (0.60×3)	Diminution de l'incoordination. Atténuation des troubles vésicaux.	
Obs. XI.	?	1893	0	Tabes à marche lente, puis rapide. Crises douloureuses des membres inf. Troubles de la marche. Incontinence d'urine. Supp. des réflexes. Argyll.	1re série (0.20, 0.40, 0.50) novembre 1911. 2me série (0.60×3) janvier 1912.	Diminution des douleurs, des troubles vésicaux, de l'incoordination.	
Obs. XII.	1895	1909	Frictions.	Douleurs fulgurantes Douleurs gastriques. Signe de Westphal. Signe d'Argyll.	Mars 1911, 3 inj. à 0.40, 0.55, 0.60. Juillet 3 inj. à 0.60.	Amélioration graduelle. Diminution des douleurs, malgré une crise violente en août 1911. Disparition de la séro-réaction.	Février 1911 W=++ Mars 1912, W=0
Obs. XIII.	1800	1890	Traitement régulier mercuriel.	Crises douloureuses. Arthropathies Westphal. Argyll. Engourdissement des jambes.	Juillet 1911, 0.30, 0.45, 0.60. Octobre. même traitement.	Amélioration passagère. Disparition des douleurs récentes. En mars 1912, poussée nouvelle, engourdissement prononcé.	W = 0
Obs. XIV.	1893	1903	0	Troubles urinaires. Douleurs des jambes. Incoordination légère. Suppression des réflexes rotuliens.	0.60×3, août 1911.	Guérison.	Juillet 1911, W=++ Mars 1912, W=0
Obs. XV.	1805	1909	0	Suppression des réflexes tendineux. Argyll. Incoordination marquée. Douleurs fulgurantes. Crises gastriques, troubles de la miction. Mal perforant plantaire.	0.60×3 août 1911. 0.60×3 novembre. 0.60×3 janvier.	Atténuation de l'incoordination, des douleurs des troubles objectifs de sensibilité. Disparition des crises gastriques et d'un mal perforant plantaire.	Août 1911 W=++++ Janvier 1912, W=0 Hecht-Weinberg =+

TRAVAUX DU MÊME AUTEUR

SYPHILIGRAPHIE

Le « 606 » d'Ehrlich, 1910.

Les Indications de l'arsénobenzol dans le traitement de la syphilis. — *Société médicale du XVIe arrond.*, décembre 1910.

La Technique des injections de « 606 ». — *Presse médicale*, septembre 1911.

Indications du Mercure et du Salvarsan dans le traitement de la Syphilis. — *Journal des Praticiens*, 9 décembre 1911.

Les Accidents de l'arsénobenzol et la question des doses. — *Bulletin de la Société française de Dermatologie et de Syphiligraphie*, février 1911.

Les Règles nouvelles du traitement de la syphilis. — *Journal des Praticiens*, décembre 1911.

La Réaction de Wassermann, Maloine, 1912 (en collaboration avec M. Rubinstein).

La Réaction de Hecht-Weinberg. — *Société de Médecine de Paris*, janvier 1912.

Les Accidents mortels attribués au « 606. » — *Bulletin de la Société de l'Internat*, décembre 1912.

La Fièvre du Salvarsan (En collaboration avec le docteur Kuenemann). *Bulletin de la Société de Dermatologie et de Syphiligraphie*, 4 janvier 1912.

La Stérilisation de la Syphilis à la période primaire (en collaboration avec le docteur Kuenemann). — *Bulletin de la Société de Dermatologie et de Syphiligraphie.*

La Stérilisation de la Syphilis. — Un volume, chez Maloine, 1912.

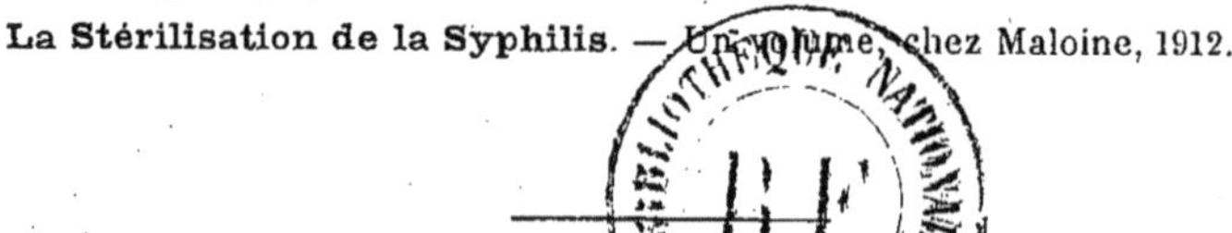

3210. — Tours, imprimerie E. Arrault et Cie.

www.ingramcontent.com/pod-product-compliance
Ingram Content Group UK Ltd.
Pitfield, Milton Keynes, MK11 3LW, UK
UKHW020954220726
13924UKWH00002B/691